BEI GRIN MACHT SICH IHR WISSEN BEZAHLT

AF139950

- Wir veröffentlichen Ihre Hausarbeit, Bachelor- und Masterarbeit

- Ihr eigenes eBook und Buch - weltweit in allen wichtigen Shops

- Verdienen Sie an jedem Verkauf

Jetzt bei www.GRIN.com hochladen und kostenlos publizieren

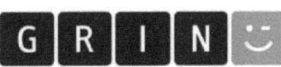

Bibliografische Information der Deutschen Nationalbibliothek:

Die Deutsche Bibliothek verzeichnet diese Publikation in der Deutschen National-
bibliografie; detaillierte bibliografische Daten sind im Internet über http://dnb.d-
nb.de/ abrufbar.

Impressum:

Copyright © 2015 GRIN Verlag, Open Publishing GmbH
Druck und Bindung: Books on Demand GmbH, Norderstedt Germany
ISBN: 978-3-668-19147-1

Dieses Buch bei GRIN:

http://www.grin.com/de/e-book/317082/psychiatriegeschichte-im-wandel-der-zeit-
das-psychiatrische-krankenhauses

Caren Pfleger

Psychiatriegeschichte im Wandel der Zeit. Das psychiatrische Krankenhauses in Heppenheim

GRIN Verlag

GRIN - Your knowledge has value

Der GRIN Verlag publiziert seit 1998 wissenschaftliche Arbeiten von Studenten, Hochschullehrern und anderen Akademikern als eBook und gedrucktes Buch. Die Verlagswebsite www.grin.com ist die ideale Plattform zur Veröffentlichung von Hausarbeiten, Abschlussarbeiten, wissenschaftlichen Aufsätzen, Dissertationen und Fachbüchern.

Besuchen Sie uns im Internet:

http://www.grin.com/

http://www.facebook.com/grincom

http://www.twitter.com/grin_com

Justus-Liebig Universität Giessen

Fachbereich 04: Geschichts- und Kulturwissenschaften

Geschichte, Vertiefungsmodul Neuere Geschichte, Hauptseminar

Seminar: „Verrückte Welt?" – Zur Globalgeschichte von Psychiatrie

vom 18. Bis zum 21. Jahrhundert

WS 2014/15, Abgabedatum: 15.04.15

Psychiatriegeschichte

im Wandel der Zeit

am Beispiel des psychiatrischen Krankenhauses in

Heppenheim

Vorgelegt von:

Caren Pfleger

Inhaltsverzeichnis

1. Einleitung

Seelische Störungen sind heutzutage eine der am häufigsten Erkrankungen der Menschheit. Folgt man der deutschen Techniker Krankenkasse, so litten im Jahr 2013 fünf Prozent der Versicherten an psychischen Erkrankungen und Störungen. Die Fehlzeiten der Versicherten sind in den Jahren 2000 bis 2013 um 69 Prozent gestiegen und eine Besserung ist bisher nicht in Sicht[1]. Auch in der Vergangenheit waren viele Menschen von physischen Erkrankungen betroffen. Falls man diese Menschen überhaupt behandelte, dann mit fragwürdigen Mitteln. Gang und gebe war es, die Irren einfach aus der Gesellschaft herauszunehmen und sie in dementsprechende Einrichtungen unterzubringen um sie dort meist verwahrlosen zu lassen[2].

Die Geschichte der Psychiatrie ist mehr als jede andere medizinische Disziplin in der Menschheit abhängig von den jeweiligen gesellschaftlichen Entwicklungen und deren Einstellungen. Aus heutiger Sicht stößt der Umgang mit Geisteskranken Menschen im Laufe der Zeit auf eine große Absonderlichkeit der damaligen Weltbilder und deren Gesundheits- und Krankheitsvorstellungen[3].

Es stellt sich Kontext der zuvor erläuterten Problematik die Frage, inwieweit und durch welche Einflüsse sich der Umgang mit Geisteskranken Menschen im Laufe der Geschichte zum heutigen Standard entwickelte. Warum kam es zu Großinstitutionen in denen Geisteskranke mehr verwahrt als aktiv therapeutisch gefördert wurden und mit welchen gesellschaftlichen Zusammenhängen standen diese Verachtung in Bezug auf psychisch Kranke und behinderten Menschen.

Ich möchte die Frage anhand eines konkreten Beispiels analysieren. Das psychiatrische Krankenhaus in Heppenheim bietet mit seinem 139 jährigen Bestehen eine gute Grundlage für die Untersuchung. Ich habe mich für diese Einrichtung entschlossen, da sie zum einen meine Kindheit in Form von Ehrfurcht und dem Drang, was hinter den Mauern wohl passieren könnte, geprägt hat. Zahlreiche Geschichten kamen mir vor Ort bereits zu Ohren, sodass ich im Kontext meines Seminars über die Psychiatriegeschichte im 19. Jahrhundert, die Chance in dieser Ausarbeitung nutzen möchte, mich ausführlich mit dieser Einrichtung und deren Geschichte zu beschäftigen. Daneben erscheint es mir in Bezug auf die Vorherrschaft an psychischen Erkrankungen in der heutigen Gesellschaft als notwendig, mich mit der Entwicklung und dem Umgang mit Betroffenen zu beschäftigen.

---

[1] Vgl. Gerhard, Saskia (2015): Depressionen werden sichtbarer, nicht häufiger, unter:
http://www.zeit.de/wissen/gesundheit/2015-01/psychische-erkrankungen-depressionen-berufstaetige (12.04.2015).
[2] Vgl., ebd.
[3] Vgl. Schott, Heinz und Tölle, Rainer (2006): Geschichte der Psychiatrie, Krankheitslehren, Irrwege, Behandlungsformen, München, unter: http://www.psychosoziale-gesundheit.net/bb/06geschichte.html (12.04.2015).

Ich möchte diese Ausarbeitung mit der Vorstellung über Psychiatrie in der frühen bürgerlichen Gesellschaft beginnen. Einleitend werde ich hierbei einen kurzen Abriss der historischen Entwicklung vor dieser Epoche erläutern um im Anschluss die weitere Phasen aufzeigen zu können. Ich werde hierbei das damalige Verständnis über Geisteskrankheiten erläutern und den Umgang mit Betroffenen in damaligen Gesellschaft darlegen. Um diese Ausarbeitung nicht zu sprengen, werde ich die unterschiedlichen Geisteskrankheiten dieser Zeitepoche allerdings nicht ihren Formen und Merkmalen beschreiben, sondern mich lediglich auf die Wahrnehmung in der Öffentlichkeit und dem Umgang mit dieser Personengruppe konzentrieren.

Im ersten Unterkapitel werde ich die geschichtlichen Leitideen im Zeitalter des Umbruchs vorstellen. Dabei werde ich die Gründe für die gesellschaftlichen Veränderungen beschreiben und die Wegbereiter hierfür benennen und um diese Hausarbeit zu konzipieren, nur auf einzelne Grundideen dieser Personen näher eingehen. Genaue Abläufe von Revolutionen werde ich nicht analysieren, sondern lediglich deren Auswirkungen auf die Psychiatrie in diesem Kapitel aufzeigen.

Die Umbrüche riefen zur damaligen Zeit eine Ära von Anstaltsgründungen ins Leben, mit dessen Thematik ich mich im zweiten Unterkapitel innerhalb des zweiten Kapitels beschäftigen möchte. Neue Umgangsformen und ebenfalls deren Wegbereiter werden hierbei vorgestellt. Auch werde ich in diesem Kapitel das damalige Verständnis von Geisteskrankheiten aufzeigen und das Personenbild eines Anstaltspsychiaters für die weitere Erschließung dieser Hausarbeit vorstellen. Der bisher vorgestellte Inhalt soll für den weiteren Verlauf als Einleitung für das darauffolgende Verständnis dienen. Ich möchte in der weiteren Abfolge dieser Ausarbeitung, weitere Entwicklungen innerhalb der Psychiatriegeschichte, explizit an dem Beispiel des psychiatrischen Krankenhauses in Heppenheim erläutern.

Im dritten Kapitel möchte ich mich zunächst dem Gründer der Anstalt Georg Ludwig widmen. Nach meinen Recherchen war er für die damalige Zeit eine bemerkenswerte Persönlichkeit, welchem eine Heilung der Patienten an oberste Stelle stand. Ich werde innerhalb dieses Kapitel sein Leben und sein Verständnis zu Geisteskranken und deren Umgang aufzeigen, um im nächsten Kapitel die Heil- und Pflegeanstalt in Heppenheim vorstellen zu können.

Das zweite Unterkapitel des dritten Kapitels thematisiert die Landes-Irrenanstalt in Heppenheim in ihrem vollem Charakter, bei welchem ich die Hintergründe für dessen Beschaffenheit erläutern werde.

Im darauffolgenden Unterkapitel, werde ich mich den Krisenzeiten von 1914- 1918 der Anstalt widmen. Hier wird der Wendepunkt der Verschlechterung in Bezug auf dem Umgang mit

4

Geisteskranken deutlich. Das Zeitalter der Völkerfeindschaften bedeutete negative Veränderungen innerhalb Deutschlands und der Anstalt in Heppenheim mit sich. Ich werde in diesem Kapitel die Situation der Patienten und der damaligen Ärzten während dieser Epoche offenbaren und erste Hinweise auf die darauffolgende Katastrophe innerhalb des Nationalsozialismus aufzeigen. Daneben werde ich auch explizit auf die Veränderungen innerhalb der psychiatrischen Anstalt in Heppenheim eingehen.

Im vierten Unterkapitel innerhalb des dritten Kapitels dieser Ausarbeitung werde ich mich dem dunkelsten Kapitel innerhalb der Psychiatriegeschichte zuwenden. Die zuvor gewonnen Erkenntnisse erscheinen innerhalb dieser Zeit wie ausgelöscht oder so, als hätten sie nie existiert. Auch hier werde ich wieder die Wahrnehmung der Öffentlichkeit und der Ärzte thematisieren und die Situation für Betroffene aufzeigen und die Akzeptanz von Sterilisationen analysieren.

Im letzten Kapitel möchte ich mich dem Weg des psychiatrischen Krankenhauses in die Moderne widmen. Die Innovationen lassen sich hierbei auch auf andere Einrichtungen dieser Art übertragen und markieren das Ende der Umbrüche innerhalb der Psychiatriegeschichte und dem Umgang mit dessen Patienten. Ich werde in diesem Kapitel lediglich die Veränderungen benennen, um in meinem Fazit ein abschließend Resümee über die Thematik aufzeigen zu können.

Für die Analyse der Fragestellung kann eine Fülle an Literatur herangezogen werden. Für die Untersuchung des psychiatrischen Krankenhauses in Heppenheim, habe ich hauptsächlich das Werk des Landeswohlfahrtsverband Hessens „Psychiatrie in Heppenheim, Streifzüge durch die Geschichte eines hessischen Krankenhauses 1866-1992" bezogen. Die Autoren dieses Werkes geben einen detaillierten Überblick in die Geschichte des Krankenhauses, gekoppelt mich reichlich Bildmaterial und Briefmaterial der Patienten und damaligen Behörden. Sehr aufschlussreich für diese Ausarbeitung ist das Werk von Dirk Blasius „Einfache Seelenstörung, Geschichte der deutschen Psychiatrie 1800/1945" und das Werk von Klaus Dörner „Bürger und Irre". Alle anderen Werke sind selbstverständlich im Literaturverzeichnis aufzufinden

2. Psychiatrie in der frühen bürgerlichen Gesellschaft

Betrachtet man einleitend die griechische Antike, so lässt sich der Umgang mit Geisteskranken Menschen, auch ohne genaue wissenschaftliche Erkenntnisse über den menschlichen Körper, als sehr human beschreiben.[4] Mit der entstehenden Vorherrschaft des Christentums in Rom und

---

[4] Vgl. o. V. (2011): Umgang mit psychisch Gestörten vom Mittelalter an, unter:
http://www.geistundgegenwart.de/2011/10/umgang-mit-psychisch-gestorten-vom.html (09.04.15).

darauffolgend in ganz Europa, änderte sich die Handhabung mit Geisteskranken Menschen schlagartig. Aufklärerische Schriften wurden von den Christen verboten und Exorzismus und Hexenverfolgung nahmen den Platz der Therapie ein. Die Blütezeit dieser Handhabung lässt sich vom 11. bis zum 17. Jahrhundert datieren. Ein menschliches Benehmen, welches nicht der allgemeinen Norm der damaligen Gesellschaft entsprach, stieß auf große Intoleranz unter den Bürgern. Das abnormale Verhalten solcher Personen konnte man sich nicht erklären. Man nahm an, sie seien vom Teufel oder von Dämonen besessen und schloss sie aus diesen Gründen einfach weg.[5]

Geisteskranke gerieten in die Gewalt von „sicherheits- und ordungspolizeilichen Säuberungsaktionen absolutistischer Staatsverwaltungen"[6] und wurden zusammen mit Asozialen und Verbrechern, in „Zucht-, Armen-, Waisen-, Siechen- und Tollhäusern des 17. und 18. Jahrhunderts untergebracht".[7] Die Häuser waren vergleichbar mit Gefängnissen, wo die meisten Insassen mit Behinderten, Armen, Prostituierten und Straftätern vor sich hin vegetierten. Körperliche Arbeit stand auf dem Tagesplan der Insassen, nicht mehr arbeitsfähige Menschen wurden isoliert und psychisch vernachlässigt.[8] Daneben wurden Betroffene nicht nur interniert, sondern auch über nationale Grenzen hinweg, beispielsweise durch Verschiffung, in andere Gebiete exterritorialisiert.[9]

Die bedenkenlose Akzeptanz gegenüber dieser Handhabung in der breiten Öffentlichkeit, spiegelt sich beispielsweise in dem sich entwickelten Familienbewusstsein des 18. Jahrhunderts nieder. Angehörige empfanden es als Erleichterung und als Segen, ein Familienmitglied in eine der genannten Einrichtungen unterbringen zu können. Man verstand unter den Toll- und Zuchthäusern zu dieser Zeit keine Strafanstalten, sondern Häuser, in denen eine Erziehung der Betroffenen für ein besseres Benehmen vorgenommen wurde.[10]

Daneben war es üblich, dass Geisteskranke zu dem Repertoire von Schaustellern und Wandertruppen gehörten. Sie wurden gegen Entgelt auf großen Plätzen Kindern und Erwachsenen vorgeführt und galten als sehr gute Belustigung für die breite Öffentlichkeit. Kaum

---

[5] Vgl. Humbenschmid, Markus (2009): Zeitreise: Geschichte der Psychiatrie, unter: http://www.swr.de/odysso/geschichte-der psychiatrie/-/id=1046894/did=4919832/nid=1046894/1w43j8s/index.html (27.03.15)

[6] Schrenk, Martin (1973): Über den Umgang mit Geisteskranken, Berlin, Heidelberg, New York, S. 2.

[7] Ebd.

[8] Vgl. Book, Wiki (2010): Geschichte von Psychologie und Psychiatrie, S. 9, unter: http://www.monkisch.de/media/4fcbf760aecfee55ffff8401ffffff4.pdf (27.03.15).

[9] Dörner, Klaus (1984): Bürger und Irre, Frankfurt am Main, S. 187.

[10] Vgl. Schrenk (1973), S. 27.

einer stellte zur damaligen Zeit dieses Vorgehen in Frage, weder in Bezug auf deren Gefühlsleben, der Rechtsempfindung oder gar in Anbetracht der Religion[11].

Kirchliche, städtische und staatliche Umbrüche spiegeln sich in den politischen Verhältnissen innerhalb der europäischen Länder wieder.[12] Um einen Wendepunkt aufzeigen zu können, möchte ich im nächsten Unterkapitel mich den ideengeschichtlichen Leitgedanken dieser Zeit widmen, um in den kommenden Kapiteln, meine Erkenntnisse am Beispiel des psychiatrischen Krankenhauses in Heppenheim aufzeigen zu können.

2.1. Ideengeschichtliche Leitideen im Zeitalter des Umbruchs

Einer neuen Wahrheit ist nichts schädlicher als ein alter Irrtum.

Johann Wolfgang von Goethe (1749-1832)[13]

Goethe umschreibt mit diesem Zitat exzellent das Bestreben vieler Menschen im 17. und 18. Jahrhundert. Die Französische Revolution (1789-1792) zertrümmerte dogmatisch „alte Herrschaftsstrukturen und begründete mit den Ideen der Freiheit, Gleichheit und Brüderlichkeit eine neue Gesellschaftsordnung. Das Zeitalter der Aufklärung erreichte seinen Höhepunkt und stieß die Tore überall weit auf, die auch für die Psychiatrie [...] neue Wege mit umwälzenden Einsichten eröffneten.[14]

Für den Prozess der Erneuerung nennenswerte Personen waren neben Goethe „Kant (1724-1804), Voltaire (1694-1778), Hume (1711-1776) und Rousseau (1712-1778) ebenso [...] Lessing (1729-1781) und Schiller"[15], bedeutsame Persönlichkeiten dieser Umbruchszeit. Das Ansehen des Staates und der Kirche wurde in den Köpfen der Menschheit immer weiter in den Hintergrund gedrängt „die Welt wurde entzaubert, so daß in ihr der Aberglaube an Hexen und Dämonen kaum noch Platz hatte".[16] Höhepunkt dieses Umbruchs markierte die Kantische Lehre 1781 mit ihrer Kritik der reinen Vernunft, welche den Grundbaustein für den stetigen Fortschritt in den Naturwissenschaften und innerhalb der Psychiatrie legte.[17]

Geisteskrankheiten lassen sich zur damaligen Zeit in vier Kategorien unterteilen, deren Symptome und Merkmale ich jedoch, um diese Ausarbeitung nicht zu sprengen, nicht weiter thematisieren

---

[11] Vgl. Häßler, Günter/Frank (2005): Geistig Binderte im Spiegel der Zeit, Vom Narrenhäusl zur Gemeindepsychiatrie, Stuttgart, S. 42.
[12] Vgl. Schrenk (1993), S.28.
[13] http://www.aphorismen.de/zitat/40440 (Aufgerufen am 28.03.15).
[14] Pauleikhoff, Bernhard (1983): Das Menschenbild im Wandel der Zeit, Stuttgart, S. 383.
[15] Ebd.
[16] Ebd.
[17] Ebd.

möchte, sondern diese für die weitere Erschließung dieser Hausarbeit lediglich benennen möchte. Man unterschied innerhalb der Geisteskrankenheiden nach der Tobsucht oder Phrenesie genannt, nach der Manie oder Wahnwitz, nach Delirium oder Blödigkeit und nach Melancholie oder auch Schwermut benannt.[18]

Bereits im 17. Jahrhundert sahen immer mehr Ärzte Geisteskrankheiten als ein medizinisches Problem an. Allerdings wurde noch keine klare Grenzlinie zwischen Psychischem und Somatischen (Geistes- und Körperkrankheiten) gezogen. Die klinische Psychiatrie entwickelte sich erst gegen Ende des 18. Jahrhunderts und wurde ab diesen Zeitpunk,t als eigenständige Wissenschaft angesehen. Geisteskranke, die das höchste Gut der Menschheit, die Vernunft verloren hatten, galten nun als besonders bemitleidenswert. Die Behandlung von Geisteskranken wurde durch Joly Genf (1787), Philipphe Pinel (1793), William Tuke (1796), Vincenco Chiarugi (nach 1788) und John Gottf. Langermann (1805) für Betroffene menschlicher und die Irren wurden allmählich von ihren Ketten befreit.[19]

Deutschlands Blütezeit des Umbruchs, lässt sich in der Zeitspanne zwischen der Revolution 1848/49 und der Reichsgründung im Jahre 1871 datieren. Die zahlreichen Reformvorschläge der zuvor genannten Wegbereiter bezüglich der Notwendigkeit einer Umgestaltung in Bezug auf die Behandlung geisteskranker Menschen, war in der breiten Öffentlichkeit bis Mitte des 19. Jahrhunderts trotz vermehrter neuen Anstaltsgründungen, kein Thema in der Öffentlichkeit [20].

Die Medizin wurde in den frühen Jahren des 19. Jahrhunderts von der Romantik beherrscht. Viele Psychiater waren zugleich Dichter, dies bedeutete für die breite, meist unliterarische Öffentlichkeit, dass „Nichtwissen mit leeren und seltsamen Worten zu verhüllen statt es offen und bescheiden zuzugeben"[21], was ein allgemeines Verständnis über Geisteskranke natürlich erschwerte. Der Ausdruck dieser romantischen Psychiatrie waren die Psychiker, welche Geisteskrankheiten als eine Erkrankung der körperlosen Seele aufgrund von Sündentaten betrachteten. Bekannter Vertreter auf diesem Gebiet war J. Heinroth (1773-1843). Ein Gegenpool bildeten die Somatiker, welche Geisteskrankheiten ausschließlich auf körperliche Begebenheiten zurückführten. Bedeutsame Vertreter dieser Ansicht war zum Beispiel Friedrich Nasse (1778-1851).[22]

---

[18] Vgl. Sahmland, Irmtraut (2013): Das medizinische Verständnis von Geisteskrankenheiten und ihre Behandlung zur Zeit der Aufklärung, S. 99, unter: http://geb.uni-giessen.de/geb/volltexte/2013/9700/pdf/GU_34_35_2001_02_S93_107.pdf (07.04.2015)

[19] Vgl. Ackerknecht, Erwin (1967): Kurze Geschichte der Psychiatrie, Stuttgart, S. 35.

[20] Vgl. Blasius, Dirk (1994): Einfache Seelenstörung, Geschichte der deutschen Psychiatrie 1800-1945, Frankfurt am Main, S. 42-43.

[21] Ackerknecht (1976), S. 59.

[22] Vgl. ebd.,S. 59-60.

Das Ministerium für Medizinangelegenheiten wirkte zur Mitte des 19. Jahrhunderts, der allgemeinen Ausblendung der Irren mit den Publizierungen von Rechenschaftsberichten innerhalb der Anstalten entgegen. Zudem wurde mit den Ideen der französischen Revolution und durch die Fortschritte innerhalb der Medizin und der Biologie neue Denkmuster geschaffen, welches eine zu einer Fülle an Gründungen neuer Anstalten oder deren Umgestaltung führte[23]. Für die weitere Erschließung dieser Ausarbeitung möchte ich diese Thematik im nächsten Unterkapitel näher thematisieren.

2.2. Die Ära der Anstaltsgründungen und deren Philosophie

In Deutschland ist die erste Hälfte des 19. Jahrhunderts geprägt durch das sich neu entwickelnde Anstaltswesen. Die bereits erläuterten Häuser für Geisteskranke wurden zu Heil- und Pflegeanstalten umgestaltet und neue Einrichtungen dieser Art wurden gegründet. Durch die Erkenntnisse der bereits genannten Wegbereiter, welche die Irren von ihren Ketten befreiten, orientierte sich das deutsche Anstaltswesen an deren moralischen Behandlungsmethoden.[24] Anhand der Rechenschaftsberichten der Irrenanstalten „schlägt man die Irren nicht mehr, sondern ist niedergeschlagen von dem Eindruck, den seine Aufbewahrung vermittelt".[25]

Das Neue innerhalb der entstandenen Heil- und Pflegeanstalten war der allgemeine Heilgedanke und die Aufhebung der Trennung zwischen heilbaren und nicht heilbaren Menschen. Die Erneuerungsphase lässt sich auf den Zeitraum zwischen 1800 und 1840 datieren. Die Institutionalisierung erstreckt sich bis zu den 60er Jahren des Jahrhunderts, gekoppelt mit ersten Vereinsbildungen von Irrenärzten und der Entstehungen von Fachzeitschriften. Auch wurden in den 60er Jahren erste Lehrstühle in Berlin und Göttingen geschaffen und die Lehre fand Anschluss in Universitäten[26].

Die Innovationsfigur für dessen Entwicklung war in Deutschland der bekannte Anstaltspsychiater Wilhelm Griesinger (1817-1868). Sein Werk galt bis zum Ende des 19. Jahrhunderts als unangefochtenes Hauptlehrbuch für Ärzte und Studierende und gab mit diesem Buch den Antrieb, zu einem naturwissenschaftlichen Selbstverständnis der Psychiatrie.

Griesinger folgte dem Konzept der Einheitspsychose, welche dem Gedanken umschließt, dass es keine vorhersagbaren, abgegrenzte psychische Krankheiten gibt, sondern nur Zustandsbilder

---

[23] Vgl. ebd.
[24] Vgl. Schott, Heinz und Tölle, Rainer (2006): Geschichte der Psychiatrie, Krankheitslehren, Irrwege, Behandlungsformen, München, S. 259.
[25] Blasius (1994), S. 43.
[26] Vgl. ebd., S. 46-47.

eines einheitlichen Krankheitsablauf existieren können[27]. Diese Auffassung, welche versuchte die Fülle an psychopathologischen Symptomen in einer Interpretation zusammenzufassen, wurde von deutschen Psychiatern allgemein anerkannt und erst von Emil Kraepelin (1856-1926) entwickelnden Krankheitssystematik abgelöst.[28]

Anstaltspsychiater spiegelten jedoch keine psychiatrischen Mediziner wieder, sondern sie konnten ihre Kompetenzen erst in den Anstalten selbst erwerben. Obwohl sich bereits ein eigener Lehrstuhl für Psychiatrie etablierte, waren die Anstalten selbst das Rekrutierungsfeld von Anstaltsärzten. Entschloss sich ein junger Mediziner in einer Irrenanstalt zu arbeiteten, so war ein möglicher beruflicher Aufstieg innerhalb der Anstalten schwerwiegend. Innerhalb der Einrichtungen herrschte ein Stufensystem, die über das Stadium des Assistenzarztes, des dritten und zweiten Oberarztes, hin zum möglichen Anstaltsdirektor führte. Alle Mitarbeiter einer Anstalt waren somit dem Direktor untergeordnet und hatten ihm Folge zu leisten, die Alltagsordnung wurde von den jeweiligen Staatsbehörden vorgeben[29].

Ich möchte mich in nächsten Kapitel dem konkreten Beispiel des psychiatrischen Krankenhaus in Heppenheim zuwenden. Die zuvor erläuterten Gegebenheiten der Psychiatriegeschichte, sollen nun im weiteren Verlauf an diesem Beispiel aufgezeigt werden. Ich werde in den kommenden Kapiteln die Psychiatriegeschichte und den darin implizierten Umgang mit Geisteskranken historisch weiter erläutern und die Geschichte des psychiatrischen Krankenhauses in Heppenheim bis in die Gegenwart aufzeigen, um zum Schluss, zu einem Fazit über den Umgang mit Geisteskranken Menschen gelangen zu können.

3. Das psychiatrische Krankenhaus in Heppenheim

3.1. Georg Ludwig und die Gründung der Großherzoglichen Landes-Irrenanstalt in Heppenheim

Georg Ludwig (1826-1910) stammte aus eine Pfarrersfamilie und begann bereits mit 18 Jahren sein Medizinstudium an der Universität in Gießen. Bevor er sein Studium beendete, begab er sich zu seinem Schwager Franz Hohenschild, welcher Direktor des Landeshospitals Hofheim war, um dort Einblicke in das Anstaltswesen zu erlangen. Das Hospital in Hofheim wurde in den Jahren 1533-1542 für Versorgung der ländlichen Bevölkerung ins Leben gerufen. Seit 1820 wurden in dieser Einrichtung, neben körperlich Kranken, vermehrt psychisch Kranke untergebracht und seit

---

[27] Vgl. ebd., S. 49-50.
[28] Eller, Peter (1993): Georg Ludwig und die Gründung der „Großherzoglichen Landes-Irrenanstalt" Heppenheim, in: Psychiatrie in Heppenheim, Streifzüge durch die Geschichte eines Krankenhauses, S. 20.
[29] Vgl. Blasius (1994), S. 54-56.

1837, alleinig psychisch Kranke aufgenommen. Die praktischen Erfahrungen die Ludwig in Hofheim erlangen konnte, verhalfen ihm für die Erkenntnisse seine Doktorarbeit mit dem Titel „Versuch einer Entwicklung der einzelnen Verrücktheitsformen aus den besonderen menschlichen Vermögen".[30] Nach seinem Abschluss war Ludwig zwei Jahre in Hofheim als Assistenzarzt tätig und unternahm Studienreisen in das Zentrum für die praktische Ausbildung von Psychiatern, in die Anstalt nach Illenau. Auch hörte Ludwig sich in Wien Vorlesungen von früheren Vertretern der Wiener Schule an, welche die zuvor in Frankreich und Großbritannien entstandenen klinischen Konzeptionen einer genauen Krankenbeobachtung im deutschen Sprachraum einführten. Nach seiner Rückkehr nach Hofheim, übernahm er im Alter von 29 Jahren die Stelle seines Schwagers an, welcher die erste Stelle als Kreisarztes in Darmstadt übernommen hatte. Ab 1857 wurde er endgültig zum Direkt des Landeshospitals Hofheim delegiert. Während seiner Amtszeit überzeugte Ludwig einen Fürsten, eine neue Anstalt mit dessen finanziellen Hilfe in Heppenheim zu errichten. Daneben gründete er Unterstützerkassen und den Hilfsverein für die Geisteskranken in Hessen.[31]

Nach meinen Recherchen zufolge, war Ludwig eine eindrucksvolle und von der Moral seiner Zeit geprägten Persönlichkeit. Er vertrat eine „strenge patriarchalische Auffassung von Familie"[32] und übertrug dies auf die gesamte Irrenanstalt. Laut Berichten versuchte er stets als Vorbild zu agieren und verlangte von seinen Angestellten einen hohen Arbeitseinsatz und Disziplin ab. Jedoch galt er trotz Autoritätsansprüchen, als eine ruhige und sanfte Persönlichkeit, welcher es gelang, Personen in seinen Sinnen zu beeinflussen.[33]

Im Jahre 1866 wurde die Großherzogliche Landes-Irrenanstalt in Heppenheim mit dem Direktor Georg Ludwig eröffnet. Ein Freund schrieb nach seinem Tod „daß Mann und Anstalt in ein unzertrennbares Ganzes zusammengeschmolzen und die Eine ohne den Anderen gar nicht denkbar, aber auch nicht zu verstehen war".[34]

Ludwig glaubte fest an die Heilbarkeit von Geisteskrankheiten und das die Krankheiten, Erkrankungen des Gehirns sind. Die Erforschung des Gehirns war für ihn von großer Bedeutung. Er zeigte großes Engagement bei dem Vorantreiben der psychiatrischen Forschung. Er war regelmäßig an der Universität Heidelberg anzutreffen, um dort Studien durchführen zu können. Auch forderte er 1855 die Errichtung einer psychiatrischen Klinik an der Landesuniversität in Gießen, welche mitunter seinem Eifer, im Jahre 1895 eröffnet wurde. Er gehörte zu einer der

---

[30] Ebd., S. 11
[31] Vgl. ebd., S. 12-13.
[32] Ebd., S. 14.
[33] Ebd.
[34] Ebd., S.13.

wenigen seiner Generation die versuchten, die Kluft zwischen Anstaltspsychiatrie und Universitätspsychiatrie zu überwinden[35].

Ludwig stand hinter dem Non-restraint Prinzip, welche eine Behandlung ohne Zwang vorsah. Die Wurzeln dieses Maxims liegen in den Händen des Londoners Anstaltsleiter John Conolly (1794-1866), denn „Zwang ist gleichbedeutend mit Vernachlässigung."[36]Die Resonanz auf diese Vorstellung war sehr unterschiedlich. Europaweit verteidigten viele Irrenärzte diverse Disziplinierungsmaßnahmen als nützliche Therapie, jedoch zeigen Statistiken, dass seit der Einleitung der Debatte Zwangsmaßnahmen enorm abnehmen.[37] Allerdings gestand Ludwig, dass in manchen Situationen Zwangsmittel unvermeidlich seien. Selbst über augenscheinlichen zwangsfreien Methoden dieser Zeit lässt sich jeodch streiten. So verfügte die Heppenheimer Einrichtung über langen Zeitraum Isolierzellen, in welcher sich der Störende verausgaben sollte, indem er aber reißfeste Kleidung, welche ihm auf dem Rücken fest fixiert wurde, trug. Auch umschloss dies, das Festgehalten werden durch Pflegepersonal[38].

Während seiner Pension im Jahre 1897 setzte Ludwig sich nicht zu Ruhe, zwar musste er aus der Landesirrenanstalt ausziehen, besuchte jedoch regelmäßig seinen Nachfolger und Schwiegersohn Dr. E. Bieberbach und beriet ihn. Seine Beraterfunktion behielt er auch bei den hessischen Landesbehörden bei psychiatrischen Angelegenheiten und veröffentliche viele Beiträge zu praktischen Fragen an die Psychiatrie und zeigte bis zu seinem unerwarteten Tod im Jahre 1910 große Anteilnahme im Hilfsverein für die Geisteskranken in Hessen[39].

Ludwig war eine Persönlichkeit die sich enorm für Weiterentwicklungen einsetzte, nicht jeder Anstaltsdirektor wies ein solches Wesen auf. Zur seiner Lebenszeit entwickelte sich die Psychiatrie als eigenständiges medizinisches Fachgebiet, er förderte durch sein Kampf für eine organische Krankheitsauffassung und seiner intensiven wissenschaftlichen Forschungsarbeiten an Universitäten diese Entwicklung. Seine Erklärungen für Geisteskrankheiten waren für seine Zeit üblich, allerdings nicht seine zwangsfreien Methoden oder gar der Grundsatz, Geisteskranke nicht zu isolieren, sondern sie wieder in die Gesellschaft zurückführen zu können. Ich möchte im nächsten Unterkapitel die Heil- und Pflegeanstalt in Heppenheim bis zum Ausbruch des ersten Weltkrieges vorstellen, um den Wandel im Umgang mit geisteskranken Menschen verdeutlichen zu können.

---

[35] Vgl. ebd., S. 20-21.
[36] Schott, Tölle (2006), S. 247, zit.n. Meyer (1863), S. 581.
[37] Vgl., ebd. S. 247-248.
[38] Vgl. Eller (1993), S.55.
[39] Vgl. ebd., S. 18-22.

3.2. Die Landesirrenanstalt als Heil und Pflegeanstalt

Die Landesirrenanstalt in Heppenheim hatte den Ruf „einer gut geordneten und streng geleiteten Einrichtung, die in dieser Form wohl eine Ausnahme unter den deutschen Anstalten darstellte."[40] Heppenheim gehörte zu dieser Zeit zu einer kleinen Kreisstadt im Süden des Großherzogtums in Hessen. Die Stadt besaß und besitzt bis heute einen ländlichen Charakter, was den Forderungen, die Irrenanstalten abseits von Industrie und Städten zu errichten, entsprach. Laut meinen Recherchen standen die Bürger von Heppenheim vor der Entscheidung, sich zwischen der Errichtung einer Landesirrenanstalt oder für eine Stationierung von Truppen zu entscheiden[41]. Die Leitideen von Revolution und deren Umbruch, zeigen hier meinen Einsichten nach allmählich ihre Fruchtbarkeit, denn die Heppenheimer Bewohner, entschlossen sich für eine Landes-Irrenanstalt.

Gegen Ludwigs Willen umschloss die Landesirrenanstalt eine Heil- und Pflegeanstalt für Geisteskranke beiderlei Geschlechts. Hierbei störte ihn nicht die gemeinsame Unterbringung von Mann und Frau, sondern die Zusammenlegung von heilbaren und unheilbaren Menschen. Für ihn sollte die Landesirrenanstalt eine Heilanstalt repräsentieren. Für ihn verschmolzen hierbei „Elemente untereinander, die nicht zusammengehören, die widerstreitenden Interessen und Bedürfnisse der verschiedenen Bewohner der Anstalt ... führen vielmehr zu Störungen und Verwirklichungen aller Art und unter diesen leiden dann in erster Linie immer die heilbaren Geisteskranken."[42]

Die Pläne für den Bau der Landesirrenanstalt konzeptionierte Georg Ludwig anhand seiner Erfahrungen in den Heil- und Pflegeanstalten Hofheim und Illenau selbst. Bedenkliche, äußere Reize wurden so weit wie möglich unzugänglich gemacht und die einzelnen Gebäude nah beieinander gelegt, mit einer Trennung zwischen Mann und Frau. Der Komplex wurde im Korridorstil gebaut, welcher typischerweise mit großen, langgestreckten Gebäuden ausgelegt wurde, bei welchem die Zimmer von durchgehenden Korridoren abgingen, die eine Fensterfassade zu den Innenhöfen besaß und einen weitläufigen Park umschloss. Als Vorbild galt hierfür die Heil- und Pflegeanstalt in Illenau und wurde in diesem Still, bis zum Jahr 1885 grundlegend für die Erbauung Anstalten dieser Art[43].

Neben der bevorzugten Bauweise wurde während der zweiten Hälfte des 19. Jahrhunderts die zentrale Modernisierung in Form von Dauerbädern in den Anstalten institutionalisiert. Richtet man seinen Blick auf frühe Kulturen der Vergangenheit, so besaßen Hydrotherapien bereits eine lange

---

[40] Ebd., S.14.
[41] Vgl. ebd. S. 26.
[42] Ebd., S. 15-16.
[43] Vgl. ebd., S. 26.

Tradition. Römer, Griechen und das alte Testament, weisen bereits die medizinische und soziale Bedeutsamkeit von Waschen und speziellen Bädern auf. In Europa wurde diese Handhabung innerhalb der Irrenpflege um 1800, bis zu dem 30er Jahren des 19. Jahrhunderts modern.[44] Abgesehen von der Anstalt in Heppenheim, welche möglichst zwangsfreie Behandlungsmethoden bevorzugte, war es in vielen restriktiven Einrichtungen üblich, die Patienten durch diverse Mittel wie Bretter oder ähnliches, in ihrer Bewegungsfreiheit einzuschränken.[45]

Aufgrund der Annahme, dass Geisteskrankheiten organische Krankheiten des Gehirns seien, wurde der Ernährung innerhalb der Landesirrenanstalt in Heppenheim einen hohen Stellenwert zugeschrieben. Nur ein gesund ernährter Mensch bot bessere Heilungschancen an. Daneben gab es für die heilbaren Patienten ein Beschäftigungsangebot. Männer arbeiteten auf dem Holzhof und Frauen konnten Näh- und Handarbeit, in der Küche oder im Garten zum Einsatz kommen. Jedoch wurde eine systematische und andauernde Beschäftigung von Ludwig unter dem Gesichtspunkt der Erholung abgelehnt.[46]

In den Jahren zwischen 1866 bis 1896 wurden insgesamt 3800 Patienten aufgenommen. In der Zusammensetzung der Kranken spiegelt sich die psychiatrische Entwicklung dieser Zeit wieder, da 87 Prozent der aufgenommen Patienten an endogenen Seelenstörungen litten. Neben Melancholie und Manie, wiesen 42 Prozent der Insassen eine sekundäre Erkrankung vor. Zwischen geistigen Behinderungen und psychischen Krankheiten wurde prinzipiell zu damaligen Zeit nicht unterschieden. Der Anteil zwischen Männer und Frauen war ausgeglichen, allerdings typisch für diese Zeitepoche war die Überproportion an Frauen, welche die Krankheiten Melancholie und Manie vorwiesen.[47]

Der Eintritt in die Heil- und Pflegeanstalt in Heppenheim war nur in Ausnahmefällen auf freiwilliger Basis, eher wurde der Einzug durch amtliche und hoheitliche Verfügungen dieser Zeit heraus erteilt. Dokumente belegen, dass der Alltag der Patienten aus Hoffnungen an die Anerkennung der eigenen Geistesgesundheit bestand oder aus dem Warten auf Besuche von Freunden und Familie. Trotz Besserungen in Anbetracht der früheren Zucht- und Tollhäusern, wurden Betroffene von der Außenwelt abgetrennt. Die Errichtung einer Eigenwelt war seit der Gründung von Heilanstalten Gegenstand der Psychiatrie und bleibt meinen Ansichten nach, kontrovers betrachtet.[48]

---

[44] Vgl. Haenel, Thomas (1982): Zur Geschichte der Psychiatrie, Gedanken zur allgemeinen und Basler Psychiatriegeschichte, Basel, S. 49-50.
[45] Vgl. Eller (1993), S.54.
[46] Ebd., S. 16-17.
[47] Vgl. ebd., S.46-47.
[48] Vgl. ebd., S. 47.

Ich möchte im nächsten Unterkapitel zu den Krisenzeiten innerhalb der Psychiatriegeschichte gelangen. Es erscheint mir als besonders wichtig, mich mit diesem Kapitel der Geschichte auseinander zu setzen, da ab diesem Zeitpunkt, Verbesserungen in Bezug auf den Umgang mit Geisteskranken, mir wie eine Löschung einer Festplatte eines Computers vorkommt. Der Historiker Edward Shorter bezeichnete diesen Wendepunkt 1999 als „Geschichte von guten Absichten mit schlechten Folgen [...] als Beispiel dafür, wie progressive humanitäre Bestrebung immer wieder enttäuscht werden."[49]

3.3. Die Krisenzeiten 1914-1945

Die Geschichte des 20. Jahrhunderts ist gekennzeichnet durch Völkerfeindschaften und Kriegen. Durch das Aufrüsten wurden in Heppenheim viele Ärzte, Pflegepersonal und Wärter ohne adäquaten Einsatz einberufen. Neben dem Personal wurden Nahrungsmittel und Heizmaterial zu einer knappen Ressource. Durch die verschlechterte Lebensqualität wurden viele Patienten anfälliger für Infektionskrankheiten. Zwischen den Kriegsjahren 1914-1918 herrschte ein Massensterben in den deutschen Psychiatrien. Ein Drittel aller Patienten starben, laut Berichten waren dies insgesamt 140.234 Menschen. In Heppenheim stieg die Sterberate von 5 Prozent bis zum Jahre 1917 auf 21 Prozent an. Großer Nachteil für die Anstalt war, dass sie keine eigenen Versorgungsbetrieb unterhielt. Viele Betten mussten für Kriegsopfer geräumt werden, die eigentlichen Insassen wurden in Folge auf engsten Raum untergebracht oder bekamen sogar Entlassungsscheine ausgehändigt[50].

Geisteskranke wurden ebenfalls zu den Kriegsopfern gezählt, allerdings ohne großes Mitgefühl innerhalb der Gesellschaft. Nicht zu vergessen bleibt, dass Heil-und Pflegeanstalten Versorgungspflichten zu übernehmen hatten. Diese Lazarettfunktion behinderte die Versorgung der eigentlichen Patienten, dazu kam, dass die Anstalten es nun mit Kriegsgeisteskranken zu tun hatten und eine Überproportion an Männern vorlag.[51]

Zur selben Zeit stand in der Heil- und Pflegeanstalt Heppenheim ein Wechsel im Direktoramt an. Der Schwiegersohn Ludwigs gab sein Amt auf und Prof. Dr. Heinrich Adolf Dannemann übernahm seinen Posten. Dannemann war zuvor Direktor im Philipsshospital, und brachte Erkenntnisse aus der größten Anstalt des Großherzogtums mit nach Heppenheim[52].

---

49 Vgl. Hässler (2005), S. 50.
50 Vgl. Eller (1993), S. 63-64.
51 Vgl. Blasius (1994), S.134
52 Vgl. Eller (1993), S. 64.

Nach 1918 entspannte sich die Situation Deutschland, sowie in Heppenheim allmählich wieder. Zu Zeit der Weimarer Republik regelten nun Tarifverträge die Entlohnungen und Arbeitszeiten. Die Arbeitsbedingungen des Personals verbesserte sich enorm dadurch und Berufe innerhalb der Irrenanstalten bekamen in der breiten Öffentlichkeit mehr Ansehen[53].

Dem Zeitstil entsprechend, lag den Heppenheimer Ärzten viel an der Ursachenbekämpfung von Geisteskrankheiten. Allerdings vertrat man die Annahme, dass Geisteskrankheiten Erbkrankheiten sind, welche es gilt, am bestmöglichsten zu verhindern und bekämpfen zu können. Erste Gedanken kreisten sich um Zwangssterilisierungen und parlamentarische Initiativen versuchten Mitte der 20er Jahren, die rechtliche Freigabe der Zwangssterilisation einzufordern, allerdings erreichte die Debatte noch keinen Anklang bei politischen Entscheidungsinstanzen. Die Depression von 1929 zwang den Staat über seine Sozialausgaben nachzudenken. Die öffentlich Pflege trug dazu bei, Erkranke zu erhalten und weitere Fortpflanzungen zu ermöglichen und dies auf Kosten der gesunden Bevölkerung. Die Anzahl der Befürworter nahm Überhand, sodass 1934 das Gesetz für eine Verhütung erbkranken Nachfolger in Kraft trat. Zu den Betroffen zählten Personengruppen mit einem angeborenen Schwachsinn oder Menschen welche an Schizophrenie litten, am manisch-depressives Irresein, Personen die an erblicher Fallsucht/Veitstanz/Blindheit/Taubheit litten, Alkoholiker waren oder Missbildungen jeglicher Art vorwiesen. Direktor Dannemann starb 1932, sein direkter Nachfolger Dr. Augustus Werner, verstarb ebenfalls aus unerklärlichen Gründen im selben Jahr, sodass ab 1933 der Nationalsozialist Dr. Wilhelm Schmeel sein Amt übernahm. Schmell war Facharzt für Haut- und Geschlechtskrankheiten und stand dem Erbgesundheitsgesetz positiv gegenüber. Er besaß eine Mitgliedschaft im Ergesundheitsgericht in Darmstadt. [54]

Ab diesem Zeitpunkt beginnt das dunkelste Kapitel innerhalb der Psychiatriegeschichte und im Umgang mit Geisteskraken Menschen, welches ich im nächsten Unterkapitel näher analysieren möchte.

3.4. Von der Krise zur Katastrophe

Durch die Machtübernahme wurde das deutsche Gesundheitssystem radikalisiert und umgestaltet. Kranke werden als schwere Belastung für die Gesellschaft angesehen, ihr Tod ist zugleich eine Erlösung der Betroffenen und eine Befreiung für den Staat und der Familie der Betroffenen. Das

---

[53] Vgl. ebd., S. 65.
[54] Vgl. ebd., S.75-77.

Wort Mitleid wird in vielen Schriften der damaligen Zeit erwähnt, allerdings gilt dies eher den Angehörigen Kranker, da diese mit solch Entartungen aus ihrer Familie ausgekommen müssen[55].

Die meisten Ärzte im Nationalsozialismus waren Beamte, die meist seit Jahren als Gutachter tätig waren und es bereits gewohnt waren, wichtige Entscheidungen über Kranken zu treffen, ob nun über ein langes Leben in Anstalten oder über den Tod entschieden werden sollte, fiel dem Großteil nicht schwer. Viele, gerade junge Ärzte waren von einem Nativismus geprägt und wollten der Gemeinschaft mit ihren Handlungen helfen. Sie glaubten eine Lösung in Bezug auf unheilbare Krankheiten gefunden zu haben. Ärzte und Richter verfielen gar in Rausch der Unfruchtbarmachung, was die überliefernden Zahlen an Anordnungen und Ablehnungen von Sterilisationen deutlich macht. In der Zeitspanne des Dritten Reiches wurden bis zur Aufhebung des Gesetztes etwa 360.000 Menschen zwangssterilisiert, darunter 90 Prozent Frauen Die Propagandamaschinerie tat ihr bestes, überall wurde der Gesetzesentwurf für die Sterilisationen veröffentlicht, jedoch ist in keinen Schriften jemals die erwägenswerte Tötung erwähnt worden. In geradezu beeindruckenden Filmen wurden Bilder von Geisteskranken geschickt aneinander gereiht, welche die Menschen in den Glauben versetzten, dass der Schaden den diese Menschen für die Bevölkerung ausrichteten, kurz davor war, einen Volkstod auszulösen. Den Deutschen erschien dies, in Anbetracht des verlorenen ersten Weltkrieges als naheliegend und in Bezug des bevorstehenden Schadens, war der Verlust einer Gruppe Minderheiten in keinster Weise inakzeptabel.[56]

Zuvor erforschte Einsichten und Kenntnisse, gekoppelt mit humanen Behandlungsmethoden und Therapien, verschwanden schlagartig. Im Jahre 1939 setzten sich die nationalsozialistischen Vernichtungsabsichten allmählich durch. Man begann im Juli/August mit der systematischem Morden an behinderten Kinder. Im Anschluss wurden Erwachsene mit psychischen Krankheiten oder schwerst Behinderte gezielt ermordet.[57]

Heppenheim musste seine Betroffene laut dem Gesetz zur Verhütung erbkranken Nachwuchses beim Erbgesundheitsgericht in Offenbach melden, genaue Zahlen über die Anzahl an sterilisierten Patienten liegt nicht vor. Mit dem einschleichenden Beginn der Euthansie, mussten die Heil- und Pflegeanstalten in Deutschland Fragebögen schnellst möglich an das Ministerium zurücksenden. Diese Meldebögen wurden oft unachtsam ausgefüllt. Die Auswertung erfolgte durch Ärzte, die mit ihrem Entschluss über Leben und Tod entschieden. Jüdische Kranke waren bezüglich der Gefahr der Rassenschädigung gesondert unterzubringen, jedoch lassen sich ebenfalls für diesen Erlass

---

[55] Vgl. Platen-Hallermund, Alice (1948): Die Tötung Geisteskranker in Deutschland, Frankfurt am Main, S. 10-11.
[56] Vgl. ebd., S. 80-83.
[57] Vgl. Sander, Peter (2003): Verwaltung des Krankenmordes, Der Bezirksverband Naussau im Nationalsozialismus, Gießen, S. 324.

keine Hinweise auf die Einhaltung finden. Jedoch kam die Anstalt der Anfertigung von Judenkennkarten nach, nach diesen Angaben waren 24 Juden in der Anstalt untergebracht. Heppenheim diente in den kommenden Jahren als Sammelanstalt für jüdische Kinder, Frauen, Männer und geisteskranke Juden. Nach einem kurzen Aufenthalt wurden sie in die Tötungsanstalt Brandenburg verlegt. Erste Krankenmorde starteten 1940, im Jahre 1941, dem Ende der Gaskammern in Deutschland, starben über 70.000 Psychiatriepatienten in Deutschland. Nach den Krankentötungen im Jahr 1941 wurden bis Kriegsende in den Heil- und Pflegeanstalten weitere Tötungen in Form von überdosierten Beruhigungsmittel vorgenommen.[58]

Nach 1941 wurde die Heil- und Pflegeanstalt in Heppenheim, wie auch viele andere Einrichtungen dieser Art, in ein Kriegsgefangenenlazarette umgewandelt. Übrig gebliebene Patienten wurden nach Goddelau verlegt. Nach der Besetzung Heppenheims durch amerikanische Truppen im Jahr 1945, wurde die Anstalt als ein Hospital genutzt, jedoch im ein Jahr später bereits wieder geschlossen und in deutsche Hände übergeben[59].

Deutschlandweit markierte die Zeit nach Hitler einen Einschnitt innerhalb der Psychiatriegeschichte. „Sie war zu einer Psychiatrie ohne menschliches Menschenbild geworden und hatte sich von allen Maßstäben eines humanen Umgangs mit Kranken entfernt".[60] Man stand vor einer großen Leere, wie sollte weiter gemacht werden, woran sollte man anknüpfen? Im nächsten Unterkapitel möchte ich abschließend die positive Entwicklung des psychiatrischen Krankenhauses in Heppenheim bis zur Gegenwart aufzeigen.

3.5. Der Weg zum modernen Krankenhaus

Nach 1945 war nun das Bundesland Hessen Träger dieser Einrichtung.

Durch die unterschiedlichen Verwendungen des Gebäudes nach Kriegsende (Sammellager, Lazarett, Mitlitärgefängnis und Hospital), wurden zunächst Renovierungsmaßnahmen vorgenommen. Hessen stellt im Jahr 1953 für die Modernisierung der der hessisch-darmstädtischen Anstalten 5 Millionen DM zur Verfügung. Die Zimmer wurden allesamt so ausgestattet, wie es in üblichen Krankenhäusern dieser Zeit Gang und Gebe war. 1996 wurde eine Krankenpflegeschule am Psychiatrischen Krankenhaus errichtet und seit 1979 bezieht die Regierung das Krankenhaus in ihre Modellprogramm Psychiatrie mit ein. Im Jahr 1991 feierte die Einrichtung ihr 125 jähriges Jubiläum. Die Anstalt hat sich zu einem Fachkrankenhaus ausgebildet und behandelt Menschen mit allen Arten psychischer Erkrankungen. Im Jahr 2009 wurde eine Umfirmung vorgenommen, seitdem trägt die Einrichtung den Namen Vitos Klinik für Psychiatrie

---

[58] Vgl. Eller (1993), S. 80-92.
[59] Vgl. ebd., S.97-100.
[60] Blasius (1994), S. 195.

und Psychotherapie Heppenheim. Seit dem Jahr 2014 wurde die Einrichtung trotz Renovierungsmaßnahmen an einen anderen Ort in Heppenheim umgesiedelt und weist die Einrichtungen einer Psychiatrie und eine Klinik für Psychosomatik auf[61].

4. Fazit

Zusammenfassend lässt sich festhalten, dass die Psychiatriegeschichte definitiv ein Teil der Medizingeschichte repräsentiert. Die sozialen Aspekte in Bezug auf den Umgang mit Geisteskranken Menschen haben zu Innovationen innerhalb der Medizin gedrängt. „Ohne Frage war Michel Foucault mit der von ihm an der Geschichte des Wahns entfalteten Theorie der modernen bürgerlichen Gesellschaft der großer Anreger eines sozialgeschichtlichen Zugriffs auf den Wahnsinn".[62] Die Ära der Anstaltsgründungen kann keineswegs als Ausdruck des Fortschritts der Medizin betrachtet werden, sondern steht im Zusammenhang mit sich neu entwickelnden Ordnungsstrukturen innerhalb der Politik der damaligen Zeit. Die französische Revolution erschuf eine Vertragsgesellschaft. Unvernünftige konnten kein Rechtssubjekt und auch nicht aus Verantwortlicher zur Rechenschaft geboten werden, dazu kommt die Unfähigkeit zu arbeiten oder gar in die Marktwirtschaft eintreten, weswegen trotz Denkanstößen viele Geisteskranke über Jahrzehnte hinweg hinter hohen Anstaltsmauern versteckt wurden.Die Isolation Geisteskranker und das Herausnehmen aus der Gesellschaft wurde zum Behandlungsprinzip innerhalb der Psychiatriegeschichte.[63]

Festzuhalten bleibt, dass Geisteskrank zu sein, von einem hohen Maß der Weltanschauung der jeweiligen Gesellschaft und deren Zeitepoche abhängt. Erst als aus Frankreich und England die Überzeugung nach Deutschland trat, Geisteskranke von ihren Ketten aufgrund der Heilbarkeit zu befreien, erfolgte eine Abgrenzung zu dem bis dato bekannten Verwahranstalten. Jedoch konnte wie bereits erwähnt, die Psychiatrie der immer moderneren und industrialisierten Gesellschaft nicht im gleichen Tempo voranschreiten.

Das dunkelste Kapitel innerhalb der Psychiatriegeschichte und in Bezug auf den Umgang mit Geisteskranken Menschen bleibt die Zeit im Nationalsozialismus. Die organisierte Massentötung benachteiligter Menschen war die erste Mordaktion nationalsozialistischer Herrschaft im Deutschen Reich und forderte mehr als 200.000 sozial auffälligen, Behinderten und Kranken das Leben ab[64].

---

[61] Vgl. Vitos Heppenheim (o.J.): Historie, unter: http://www.vitos-heppenheim.de/heppenheim/unternehmen/historie.html (10.04.2015).
[62] Blasius (1994), S. 9.
[63] Vgl. ebd., S. 9-12.
[64] Vgl. Sander (2003), S.9

Das Verbrechen hat der Nationalsozialisten an Geisteskranken Menschen hat die Reformversuche fatal verzögert. Gleichzeitig setzte der Umgang ein Bedürfnis der Wiedergutmachung frei, sodass dass innerhalb der Nachkriegszeit, in wenigen Jahrzehnten enorme Fortschritte innerhalb der psychiatrischen Versorgung erzielt werden konnte. Psychiatrische Notwendigkeiten wurden finanzierbar, therapeutische Spezialberufe entstanden und das psychiatrische Krankenhaus in Heppenheim, sowie andere Einrichtungen dieser Art, entwickelnden sich in Bezug auf den Umgang mit ihren Patienten vorbildlich. Ich blicke der weiteren sozialen, sowie medizinischen Entwicklung innerhalb der Psychiatriegeschichte aufgrund neuer Krankheitserkenntnissen und Behandlungsmethoden in Bezug auf den Umgang mit ihren Pfleglingen positiv entgegen.

Denn nach Freud enthält „auch der psychiatrische Wahn enthält ein Stückchen Wahrheit, und die Überzeugung des Kranken greift von dieser Wahrheit aus auf die wahnhafte Umhüllung über[65].

---

[65] Freud, Sigmund (1856-1939), unter: http://www.aphorismen.de/suche?f_thema=Psychiater (11.04.2015).

Literaturverzeichnis

•Gerhard, Saskia (2015): Depressionen werden sichtbarer, nicht häufiger, unter: http://www.zeit.de/wissen/gesundheit/2015-01/psychische-erkrankungen-depressionen-berufstaetige (letztes Abrufdatum: 12.04.2015)

•http://www.aphorismen.de/zitat/40440 (letztes Abrufdatum: 28.03.15)

• http://www.aphorismen.de/suche?f_thema=Psychiater (11.04.2015)

•Schott, Heinz und Tölle, Rainer (2006): Geschichte der Psychiatrie, Krankheitslehren, Irrwege, Behandlungsformen, München, unter: http://www.psychosoziale-gesundheit.net/bb/06geschichte.html (letztes Abrufdatum:12.04.2015)

•o.V. (2011): Umgang mit psychisch Gestörten vom Mittelalter an, unter: http://www.geistundgegenwart.de/2011/10/umgang-mit-psychisch-gestorten-vom.html (letztes Abrufdatum: 09.04.15)

•Humbenschmid, Markus (2009): Zeitreise: Geschichte der Psychiatrie, unter: http://www.swr.de/odysso/geschichte-der psychiatrie/-/id=1046894/did=4919832/nid=1046894/1w43j8s/index.html (letztes Abrufdatum: 27.03.15)

•Book, Wiki (2010): Geschichte von Psychologie und Psychiatrie, S. 9, unter: http://www.monkisch.de/media/4fcbf760aecfee55ffff8401ffffff4.pdf (letztes Abrufdatum: 27.03.15)

•Schrenk, Martin (1973): Über den Umgang mit Geisteskranken, Berlin, Heidelberg, New York

•Dörner, Klaus (1984): Bürger und Irre, Frankfurt am Main

•Häßler, Günter/Frank (2005): Geistig Binderte im Spiegel der Zeit, Vom Narrenhäusl zur Gemeindepsychiatrie, Stuttgart

•Pauleikhoff, Bernhard (1983): Das Menschenbild im Wandel der Zeit, Stuttgart

•Sahmland, Irmtraut (2013): Das medizinische Verständnis von Geisteskrankenheiten und ihre Behandlung zur Zeit der Aufklärung, S. 99, unter: http://geb.uni-giessen.de/geb/volltexte/2013/9700/pdf/GU_34_35_2001_02_S93_107.pdf (letztes Abrufdatum: 07.04.2015)

• Ackerknecht, Erwin (1967): Kurze Geschichte der Psychiatrie, Stuttgart

•Blasius, Dirk (1994): Einfache Seelenstörung, Geschichte der deutschen Psychiatrie 1800-1945, Frankfurt am Main

• Schott, Heinz und Tölle, Rainer (2006): Geschichte der Psychiatrie, Krankheitslehren, Irrwege, Behandlungsformen, München

•Eller, Peter (1993): Georg Ludwig und die Gründung der „Großherzoglichen Landes-Irrenanstalt" Heppenheim, in: Psychiatrie in Heppenheim, Streifzüge durch die Geschichte eines Krankenhauses

•Platen-Hallermund, Alice (1948): Die Tötung Geisteskranker in Deutschland, Frankfurt am Main

•Sander, Peter (2003): Verwaltung des Krankenmordes, Der Bezirksverband Naussau im Nationalsozialismus, Gießen

•Vitos Heppenheim (o.J.): Historie, unter: http://www.vitos-heppenheim.de/heppenheim/unternehmen/historie.html (letztes Abrufdatum:10.04.2015)

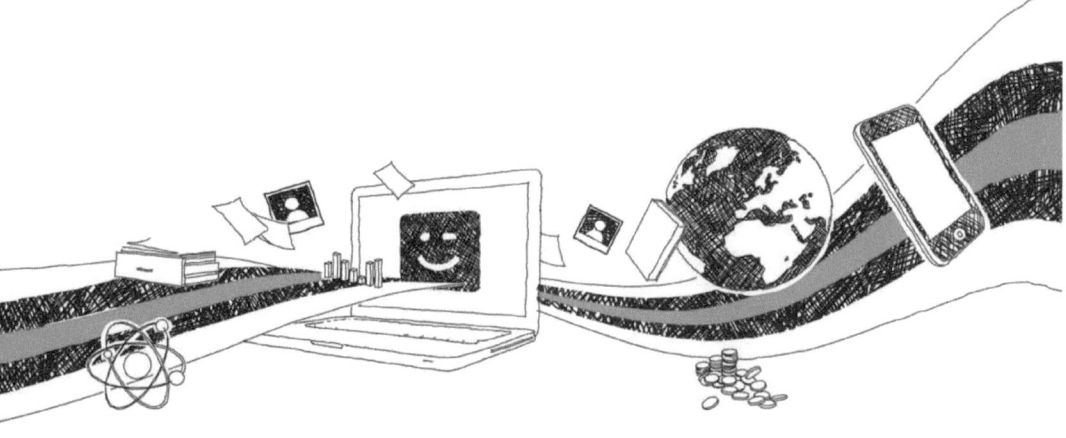
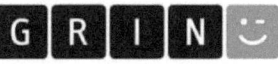